Respirar bien

para vivir mejor

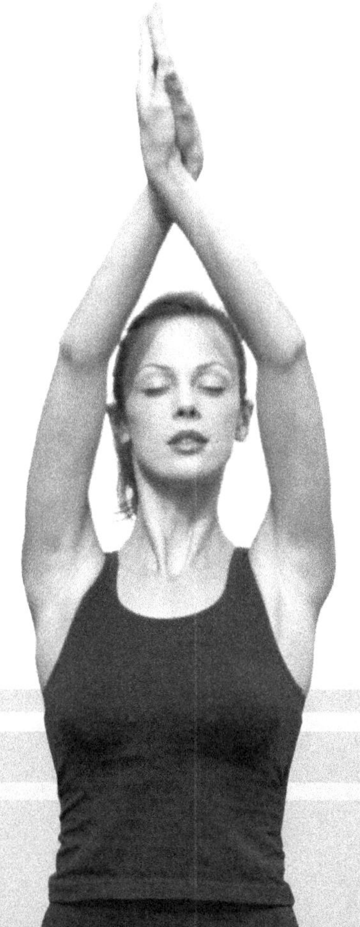

Por Zenn

Zenn
   Respirar bien para vivir mejor. - 1a ed. - Buenos Aires :
   Dos Tintas , 2007.

   1. Medicina Popular. I. Título
   CDD 615.89

índice

:: Introducción

La respiración es una función imprescindible para el buen funcionamiento del organismo.
A partir de ella se interrelacionan todas las actividades del cuerpo. Es un intercamio gaseoso entre un organismo y el medio ambiente que se da en el reino animal y en el vegetal. Es decir, es la función clave de la vida.

El hombre vive a un ritmo tan veloz que no se detiene a pensar en lo importante que es un acto tan simple como incorporar y expulsar aire y que se hace mecánicamente.

Ese flujo de aire es lo que nos vitaliza, lo que renueva la sangre, lo que purifica el cuerpo. Es tan esencial la respiración, que no es posible admitir cómo lo hacemos tan mal, con tan poca dedicación y sin prestar atención a las señales que nos manifiesta nuestro cuerpo.

Sólo observemos y comparemos la diferencia entre un adulto y un bebé respirando. La persona mayor respirará haciendo ruido, tomando y expulsando poca cantidad de aire, es decir, utilizando la mitad de su capacidad pulmonar. Por el otro lado, el bebé, que todavía no se ha "malacostumbrado" a vivir con las presiones y las exigencias desmedidas que nos proponemos en nuestra alocada vida diaria, respira de manera silenciosa, tranquila, utilizando desde su abdomen hasta sus hombros, incorporando y eliminando todo el aire que su capacidad pulmonar le permite. En resumen, respira con corrección.

La finalidad de este libro es acercarnos a esa adecuada forma de respirar, utilizando todas nuestras posibilidades para mejorar el rendimiento de nuestro organismo, conociendo los defectos más comunes que cometemos al respirar y descubriendo los beneficios que nos perdemos por no llevarlo a cabo de la forma indicada.

En las páginas siguientes conoceremos los distintos tipos de respiración, algunos ejercicios para mejorarla y mencionaremos rutinas y terapias para que nuestro cuerpo funcione mejor y aproveche al máximo una buena respiración para vivir mejor.

:: Respirar BIEN para vivir MEJOR

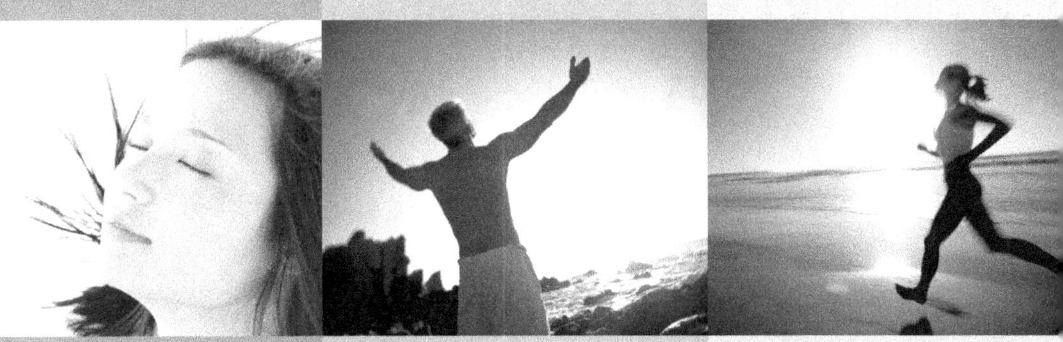

:: Respirar bien para vivir mejor

La acción de respirar es algo en lo que no reparamos. Los músculos del torax, que comprimen y liberan los pulmones, realizan su función sin que para ello intervenga nuestra voluntad. Y, sin embargo, ¿nos preguntamos alguna vez si respiramos adecuadamente?

La hipertensión, la hipotensión, la excitación, las preocupaciones, el estrés laboral y la contaminación pueden influir para que la respiración sea deficiente, lo cual también influye sobre nuestra salud y nuestro estado de ánimo.

Las alteraciones que sufre el sistema nervioso modifican la respiración. Por ejemplo, ante un hecho inesperado dejamos de respirar momentáneamente y, aunque nos recuperemos de manera rápida, demoramos algún tiempo antes de alcanzar nuevamente el ritmo.

No existe un ritmo ideal de respiración. La misma está en función de la actividad que, en ese momento, estemos llevando a cabo. Por ejemplo, al correr necesitamos acelerar el ritmo de la respiración, ya que nuestro organismo requiere un mayor aporte de oxígeno para llevar a cabo ese ejercicio. Y, sin embargo, ese ritmo es totalmente distinto cuando dormimos.

Pero aunque respirar sea un acto involuntario que se adapta continuamente a nuestra actividad, podemos mejorarla ese acto cada ocasión por medio de rutinas, hábitos, costumbres y ejercicios que nos permitan hacerlo más efectivo.

En la actualidad, la mayor parte de los individuos ha dejado de respirar correctamente. Su respiración es inarmónica, inconsciente y superficial. Esto es consecuencia de que la misma se ve afectada por las circunstancias que lo rodean, ya sean físicas, emocionales, psíquicas o sociales.

Muy pocas personas han tomado conciencia del gran significado que tiene el acto de respirar. Por sobre todas las cosas respirar es vivir. Podemos pasar tiempos prolongados sin beber, sin comer, sin movernos, sin dormir; pero no podemos estar sin respirar. Nuestra vida empieza en la primera inhalación y termina con la última exhalación. Nuestra vida es una serie ininterrumpida de respiraciones, y muy pocas veces a lo largo de ella nos detenemos a pensar cuán importante es.

Sólo reparamos en ella cuando nos comienza a fallar o faltar.

Diariamente nuestros estados de ánimo y emocionales se reflejan en la forma que respiramos, pero de ello no nos damos cuenta y sucede en forma inconsciente. Sin embargo una de las características que deberíamos tener en cuenta en la respiración es la toma de conciencia, para influir concientemente en nuestros estados de ánimo y emociones.

Como ya dijimos las tensiones, las circunstancias, los problemas económicos, sociales, éticos, morales, el estrés y los deseos son algunas de las fuentes condicionantes de nuestra conducta. El ser humano, en su andar, va soportando el peso del diario vivir. Y muchas veces, no sabe cómo liberarse de él. En ninguna de las etapas de nuestra educación formal (primaria, secundaria o terciaria) nos enseñan cómo eliminar las tensiones que se acumulan a diario.

Desde ya que la medicina, la psicología, el deporte y el esparcimiento pueden ayudar y, de hecho, lo hacen, pero no todos tienen tiempo ni posibilidades para acercarse a ellos.

La verdadera solución para vivir mejor está en encontrar una respuesta más accesible, más al alcance de la mano y que no genere ni una mínima dependencia, como, por ejemplo, la gran cantidad de psicofármacos que consumen muchas personas para regular su sueño.

Antes de llegar a ese punto, el hombre puede intentar mejorar su nivel de vida. En ese camino, más natural, la puesta en práctica de una respiración más ordenada es un buen comienzo.

Existen muchas formas de hacerlo (en este libro veremos algunas de ellas), desde cambios en las rutinas y realización de ejercicios respiratorios hasta prácticas de ciencias o terapias alternativas.

La importancia de la nariz

La nariz es el órgano fundamental para una buena respiración y es el que está naturalmente destinado para esa función. Tener esto bien en claro es esencial para nuestra salud. Esto parece muy simple, pero muchas veces no lo entendemos. Veamos las ventajas de respirar a través de la nariz:

• El aire se filtra por medio de las vellosidades de las narinas.

• Se adecua la temperatura del aire a la del cuerpo.

• Detrás del tabique nasal existe un área en donde las bacterias atraviesan un filtro bacteriológico.

• Ayuda a mantener activo el sentido del olfato.

• Regula y armoniza la entrada y salida del aire.

Muchas de las personas toman el aire por la boca o están acostumbradas a exhalar por la boca, por lo que deben aprender a revertir esos hábitos. Cuando se respira correctamente, el aire debe ser tomado por la nariz mientras se mantiene la boca cerrada.

Al inhalar, el abdomen se expande suavemente, el diafragma desciende, la caja torácica se abre hacia arriba y hacia afuera. Al exhalar, se contraen armoniosamente en su conjunto. Los pulmones deben trabajar en su totalidad. Todo ese proceso puede realizarse correctamente cuando el aire es incorporado por la nariz.

Una respiración correcta, que nos otorgue muchos beneficios, debería ser una "respiración profunda". En ésta, las ventanillas de la nariz permanecen completamente inactivas. Se inhala el aire poniendo en acción el área situada en la pared del fondo de la garganta, que se llama área faríngea. Esta es la principal diferencia entre la respiración profunda y la respiración corriente. La respiración profunda se realiza comenzando a llenar las partes inferior, media y alta de los pulmones. Al exhalar, se elimina el aire en orden inverso. Debe hacerse lentamente. No debe realizarse ningún esfuerzo. El pecho y los hombros deben quedar inmóviles y pasivos durante todo el proceso. Solamente las costillas se expanden durante la inhalación, y se contraen durante la exhalación, como un fuelle. La exhalación es tan importante como la inhalación, porque elimina sustancias tóxicas. Mientras se realiza, debe tenerse la columna recta para no obstaculizar el libre paso de la energía.

En nuestro organismo, todo está interrelacionado. Hay una teoría que dice que cada parte de nuestro pulmón corresponde a una parte de nuestro organismo y, al no practicar la respiración profunda, estamos perjudicando algún órgano.

La respiración y nuestra salud

Nuestra vida es posible por el proceso respiratorio. Y esa respiración está en un intercambio constante con el medio. La misma establece un ritmo que es necesario aprender a escuchar.

Si nos observamos, podemos apreciar que ese ritmo cambia en función de la actividad que realizamos. Con el tiempo, con las exigencias y con las responsabilidades vamos perdiendo la capacidad de respirar con la que nacemos y sólo utilizamos una pequeña parte de nuestro potencial. Esa capacidad la perdemos por varios motivos:

- estrés
- ansiedad
- angustia
- incertidumbre
- temor
- miedo

Una respiración deficiente o superficial también deteriora el organismo. Del mismo modo que nuestro ánimo y nuestros procesos mentales o psicológicos influyen en nuestro modo de respirar, la respiración influye en nuestro modo de estar en el mundo.

El control de la respiración es una fuente de salud. La respiración es un puente entre lo físico, lo emocional y lo mental. Cuando se respira de forma profunda y completa, se puede conseguir un estado de gran relajación:

- se elimina la tensión muscular.

- se aporta una mayor cantidad de oxígenos a la sangre y a los órganos.

- la mente se vuelve más clara y despejada.

No podemos separar los procesos emocionales y físicos de la respiración, pero sí es posible aprender a controlar la respiración para controlar nuestra salud. Una buena respiración:

- Nos proporciona oxígeno.

- Elimina el dióxido de carbono del cuerpo.

- Regula el pH corporal.

La mayoría de nosotros utilizamos sólo una décima parte de nuestra capacidad respiratoria. Si no expandimos los pulmones a su máxima capacidad, las pequeñas cavidades de aire que hay entre ellos no pueden limpiar su capa de mucosidad adecuadamente. El resultado es menos oxígeno para el cuerpo y una intoxicación constante que conduce a una menor resistencia.

Entonces, para aprovechar los beneficios de una buena respiración debemos comprender las diferentes etapas de este proceso:

-La primera etapa de la respiración consiste en la coordinación entre el diafragma y la musculatura abdominal. Se produce al principio de la inhalación y al final de la exhalación. La dilatación de los pulmones permite inspirar aire. Al inhalar la musculatura abdominal se relaja y el abdomen se agranda hacia delante. De esta

manera, los órganos de la cavidad abdominal (el hígado, el estómago, los intestinos) ceden volumen al diafragma.
Al exhalar, se relaja el diafragma, la musculatura
abdominal se contrae y la presión de los órganos abdominales sobre el diafragma obliga a expulsar el aire.

• La segunda etapa actúa sobre la caja torácica. Al
inhalar ésta se ensancha por acción de la musculatura
intercostal. Las costillas se levantan y se abren un poco
hacia los lados. De esta manera el volumen del tórax
aumenta y fuerza la introducción de aire en los pulmones. Al exhalar se expulsa el aire viciado. Otros grupos de músculos intercostales, situados en la parte
interior de la caja torácica, comprimen las costillas
hacia dentro y hacia abajo, lo que hace disminuir la
capacidad del tórax y por tanto provoca la expulsión
del aire.

• En la tercera y última etapa intervienen otros grupos
musculares de la cabeza, el cuello y la cintura escapu-
lar. Al inhalar éstos se contraen y levantan las costillas
de la parte superior del tórax, así como el esternón. Al
exhalar, se relajan y colaboran en la disminución del
volumen torácico.

Una buena respiración empieza por el control del diafragma y de los músculos respiratorios para absorber
mayor cantidad de aire con menos esfuerzo. Las perso-

nas que respiran mal, de una manera incompleta, fuerzan en exceso estos músculos respiratorios superiores. Es como si el aire se quedara a medio camino.

Formas correctas de respirar

¿Cómo respirar de manera lenta y profunda?

La mayoría de las personas no vacían los pulmones por completo al exhalar, y quede cierto volumen de aire viciado en los pulmones. Una espiración completa produce automáticamente una buena ventilación al inhalar. Sigamos estos pasos:

• Ayudarse del abdomen para vaciar los pulmones.
• Espirar lenta y relajadamente.
• Cuando llegamos al límite de una espiración cómoda, ayudarse de los músculos abdominales para forzar, por medio de la contracción, la salida de más cantidad de aire. -La espiración debe ser lenta y frenada, pero sin ser intermitente.
• Inspirar y espirar siempre por la nariz. (La nariz templa, filtra y humedece el aire. Si respiramos por la boca, podemos provocar hiperventilación).
• Mantener una postura correcta y erguida.

:: Beneficios y defectos de la respiración

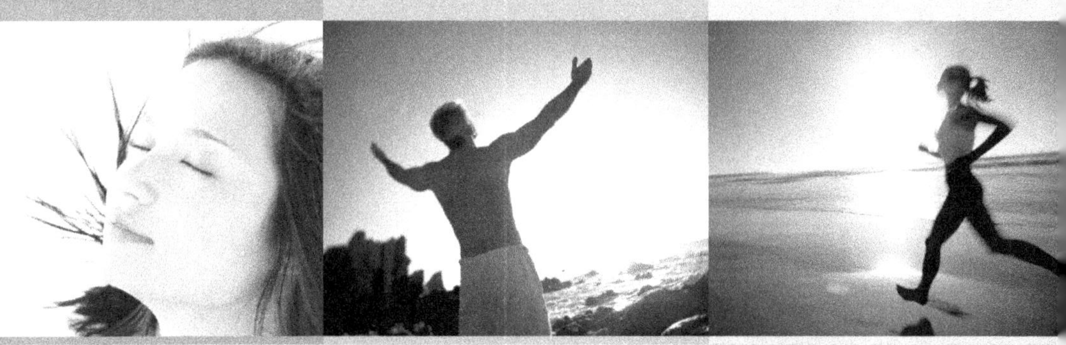

:: Beneficios y defectos de la respiración

Los beneficios

¿Cuáles son los beneficios que nos aporta la ejercitación de una correcta respiración?

• Un aumento en la cantidad de sangre, debido a su mayor oxigenación en los pulmones.

• Favorece la eliminación de toxinas del organismo.

• Ayuda al cuerpo para dirigir y asimilar los alimentos.

• Lleva mayor cantidad de oxígeno a los órganos digestivos, como el estómago, y favorece un funcionamiento más eficaz.

• Los alimentos también son más oxigenados y eso ayuda a una mejor digestión.

• Favorece el sistema nervioso, incluyendo el cerebro, la columna, los centros nerviosos y los nervios. Esa mejora en el sistema nervioso sirve para fomentar la salud de todo el cuerpo.

• Rejuvenece las glándulas.

• Oxigena el cerebro.

• Vigoriza la piel dejándola más suave y reduciendo la aparición de arrugas.

• Los movimientos más profundos del diafragma producen una especie de masaje en los órganos abdominales.

• Mejoran la salud de los pulmones y los fortifican para afrontar problemas respiratorios.

• Produce un corazón más fuerte, que funciona mejor y es más resistente a las enfermedades cardíacas.

• Ayuda a controlar el peso corporal pues el oxígeno quema las grasas acumuladas.

• Facilita la concentración en estudiantes y personas que llevan a cabo trabajos muy estresantes.

• Elimina la tensión muscular.

Los defectos

Respirar mal es una de las peores costumbres de los individuos de hoy. Las complicaciones de la vida diaria, la poca atención que le prestamos a nuestra respiración, la pérdida de la capacidad pulmonar por la falta de ejercicio, los hábitos nocivos que incluimos en nuestra vida nos llevan a tener una respiración defectuosa que se manifiesta en:

• el poco ingreso de aire en los pulmones pues no realizamos una buena respiración abdominal.

• la respiración costal es escasa.

• prácticamente no existe la respiración clavicular.

• el ritmo de la inspiración y la espiración no es el adecuado.

• las tensiones y la falta de ejercicio provocan una respiración contenida, sin relajación y antinatural.

• no logramos respirar de manera silenciosa.

:: Distintas técnicas de respiración

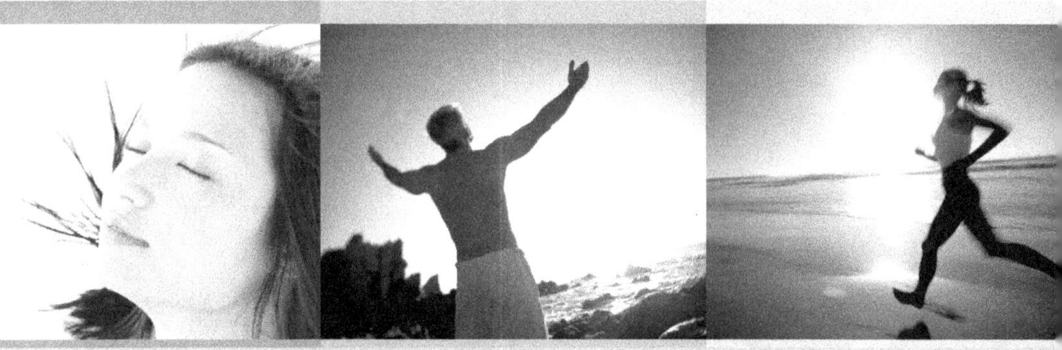

:: Distintas técnicas de respiración

Mejorar nuestra respiración para vivir mejor, normalizar nuestro organismo, eliminar toxinas, normalizar nuestro peso y regular el funcionamiento de muchos órganos es algo que podemos poner en práctica ejercitándonos en nuestra misma casa o realizando alguna actividad. Las técnicas, procedimientos y etapas son muchos y pueden variar si llevamos a cabo alguna terapia, por ejemplo: yoga.

Hay tres formas de respiración: abdominal, costal y clavicular. La respiración completa y perfecta integra las tres en una única. Empezamos por la primera.

Respiración abdominal

La respiración abdominal es la más común

Inspiración.

El diafragma baja cuando entra aire en los pulmones. Lo notamos porque el abdomen se hincha. Haga la prueba inspirando profundamente. Si no nota que el diafragma desciende y se le hincha el abdomen su respiración es deficiente.

Espiración.

En la espiración abdominal el diafragma sube, notará que el estómago desciende.

Practicar la respiración abdominal

Lo mejor para estos ejercicios de respiración es ponerse cómodo tendido de espaldas en la cama o en una manta en el suelo. Relajarse. En la práctica podrá hacerla en cualquier situación o lugar. Ponga música relajante, cierre los ojos y piense en la naturaleza: el mar, los bosques, los lagos, etcétera.

Paso 1

Concéntrese primero en la espiración: espire a fondo varias veces, trate de quedarse sin aire en los pulmones, expúlselo todo haciendo un gesto de contracción del abdomen. Verá que el aire quiere entrar a los pulmones por sí solo.

Paso 2

Intente que la espiración sea lenta, larga y profunda. También silenciosa (aunque al principio despreocúpese de este importante detalle). Intente concentrarse en el movimiento del diafragma. Repita el ejercicio unos 8 minutos.

Paso 3

Tras estos intentos, verá cómo tenderá a inspirar más profundamente y que su abdomen empieza a jugar un papel más activo.

Este tipo de respiración es un magnífico relajante del cuerpo y la mente. Acelera la circulación venosa, produce un masaje continuo a los órganos abdominales y contribuye a dotar a la respiración de amplitud, relajación y ritmo.

Para tener en cuenta

• El diafragma es un músculo situado en la base de la caja torácica, que al expandirse y contraerse, genera un efecto de vacío, empleando la fuerza abdominal para llevar aire a los pulmones.

• Aunque respire con el pecho, si toma más aire cada vez que inhala, notará los efectos de inmediato y respirará con más lentitud. Con el tiempo, puede conseguir estabilizar el pH de la sangre.

• Para saber si nuestra respiración es abdominal, existe una sencilla técnica. La misma consiste en ponerse de pie y colocar una mano sobre el pecho y otra sobre el estómago. Durante un minuto, respire con normalidad. Al inhalar, observe sus manos, ¿cuál de ellas se mueve? Si es la mano que está sobre el estómago, está haciendo una respiración diafragmática o abdominal. Si es la mano que está sobre el pecho, la respiración es pectoral o superficial, que es menos eficaz y no produce los beneficios de una respiración más profunda.

• Después de haber realizado un ejercicio intenso, es normal respirar con el pecho y el torso superior, combinados con el abdomen, para conseguir llenar antes los pulmones de oxígeno. Esto es lógico. Sin embargo, cuando se respira a un ritmo normal lo mejor es una respiración profunda y diafragmática.

• La respiración abdominal consume menos energía que la costal o la clavicular. Cuando respiramos naturalmente, el diafragma se mueve hacia adentro y hacia afuera, dejando más sitio a la caja torácica y a los pulmones para que se expandan. Resulta bastante sencillo entrenarse para emplear el diafragma en la respiración.

Respiración costal

En esta respiración nuestra atención debe centrarse en la región media de los pulmones y muy específicamente en nuestras costillas.

Inspiración.

Llenamos la región media inspirando y dilatando nuestro tórax. Si la combinamos con la anterior (respiración abdominal) veremos que la penetración de aire en los pulmones se hace más profunda y completa.

Espiración.

Las costillas descienden. Y debe hacerse en sentido inverso. Esto es, si hemos introducido aire en nuestros pulmones, primero abajo en el diafragma y después en el tórax, ahora en la espiración el aire que sale es el de arriba, para expulsar con la ayuda del diafragma los últimos restos.

Practicar la respiración costal

Seguimos cómodos y relajados. La respiración costal la va a practicar sentado. Esto le permitirá vaciar los pulmones y contraer el abdomen de forma que perciba con claridad cómo respira con el costado. Recuerde mantener contraído el abdomen de forma que el diafragma no se mueva.

Paso 1

Inspire manteniendo contraído el abdomen; verá que el aire entra en la pared media y las costillas se separan.Tendrá que hacer un mayor esfuerzo que con la respiración abdominal.

Paso 2

La espiración debe ser lenta, continua... Haga una treintena de respiraciones (inspiraciones y expiraciones) con la caja torácica. Empezará a ser consciente de que tiene que hacer "un esfuerzo adicional" una vez que inicie la respiración abdominal que ya le hemos explicado.

Practicada conjuntamente con la abdominal contribuirá a crearle una capacidad pulmonar notable y relajante.

Respiración clavicular

En la respiración clavicular nuestra atención debe centrarse en la parte más alta de los pulmones y más específicamente en nuestras clavículas.

Inspiración.

Para inspirar con la parte alta de los pulmones tenemos que levantar nuestras clavículas.

Espiración.

Es el primer aire en salir cuando empezamos a liberar los pulmones.

Practicar la respiración clavicular

Para percibir con claridad la respiración clavicular, puede bloquear los músculos abdominales y las costillas oprimiendo con las manos.

Inspiración.

El aire que es capaz de absorber es más bien escaso. Es el modo de respirar menos idóneo de los tres mencionados.

Espiración.

Si practicáramos sólo este tipo de respiración tendríamos una respiración pobre. Observe que sólo podemos expulsar el poco aire que con mucho esfuerzo hemos podido introducir en los pulmones.

El predominio o la existencia de sólo una respiración clavicular es síntoma de personas con ansiedad, tensiones nerviosas, con inspiraciones y espiraciones cortas que no le permiten acceder a los pulmones la cantidad de aire que observábamos en la respiración abdominal y costal. Algunas mujeres debido al embarazo también mantienen un predominio de este tipo de respiración.

Otras técnicas respiratorias

Muchas de las técnicas para respirar correctamente surgieron en Oriente hace muchos siglos y se han incorporado en distintas terapias o actividades. Estas son algunas de esas técnicas:

Respiración Chi

La respiración Chi es una técnica empleada en artes marciales. Ayuda a regular y a controlar la respiración para estimular la concentración y reducir el estrés asociado a la actividad física que requieren las artes marciales. Las artes marciales se basan en gran medida en la comunicación con el espíritu y en la búsqueda de la paz. Cada una de las disciplinas de las artes marciales ofrece sus propios ejercicios de respiración y, en muchos casos, estos ejercicios son similares. De todas maneras, todos ellos se basan en el aumento de la relajación y la concentración.

Nadi Shodhana

Es un ejercicio respiratorio practicado en yoga. Al igual que las artes marciales utilizan la respiración para facilitar la tranquilidad, el yoga requiere respiraciones profundas para desarrollar un estado de serenidad, directamente relacionado con la respiración regular y relajada. El término Nadi Shodhana significa "dulce respiración" o "limpieza de los canales". La idea central es que se inhala por uno de los lados de la nariz y se exhala por el otro, creando un círculo regular y suave.

Su aprendizaje no es complicado, pero dado que seguramente no podrá controlar por qué lado de la nariz respira, se puede hacer un poco de trampa y utilizar los dedos para tapar uno de ellos.

La técnica es la siguiente:

• Coloque el dedo índice en el lado izquierdo de la nariz, hasta cerrarlo.

• Respire despacio y profundamente por el lado derecho.

- Utilice el dedo índice para cerrar el lado derecho de la nariz.

- Suelte el aire despacio por el lado izquierdo.

En el capítulo final de este libro, describiremos otras técnicas y actividades que favorecen la relajación, la concentración y la eliminación del estrés y que, en todos los casos, reditúan una mejor respiración para vivir mejor.

:: La respiración completa

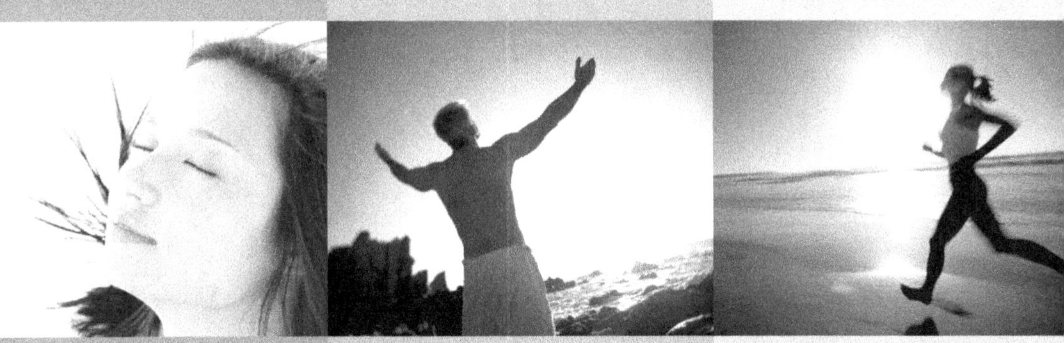

:: La respiración completa

La respiración completa (también llamado método yóguico) es la unión y combinación de las respiraciones abdominal, costal y clavicular).
Integrando las tres podremos lograr lo más parecido a una respiración correcta y saludable. Ejercitarla sólo nos demandará tiempo de práctica y mucha voluntad, pero los beneficios serán tener un organismo más sano.

Una respiración completa puede comenzar por una inspiración lenta intentando cubrir sus tres fases:

• Vaciar bien los pulmones con una profunda espiración.
• Llenar los pulmones con el descenso del diafragma (respiración abdominal).
• Dilatar las costillas y que entre todo el aire que pueda (respiración costal).

- Por último levantar las clavículas (respiración clavicular).
- Sin hincharse como un globo se debe alcanzar una respiración relajada.
- Luego, llevar a cabo una profunda espiración, siendo ese el primer aire en salir.

Consejos

- Tómese algún tiempo ejercitándose en cada una de las tres respiraciones. Tome conciencia del acto que realiza cada vez que respira con el abdomen, caja torácica y clavículas.

- Respire por la nariz e intente hacerlo profundamente.

- Hágalo despacio, relajada y silenciosamente. Ubíquese cómodamente, en un lugar tranquilo. Una vez que haya logrado controlar su respiración en un lugar solitario, le será más facil hacerlo en su trabajo, en la calle o en cualquier momento.
- La espiración debe durar el doble de tiempo que la inspiración.

- Los ejercicios de respiración deben durar al menos 30 minutos diarios.

:: Ejercicios
prácticos

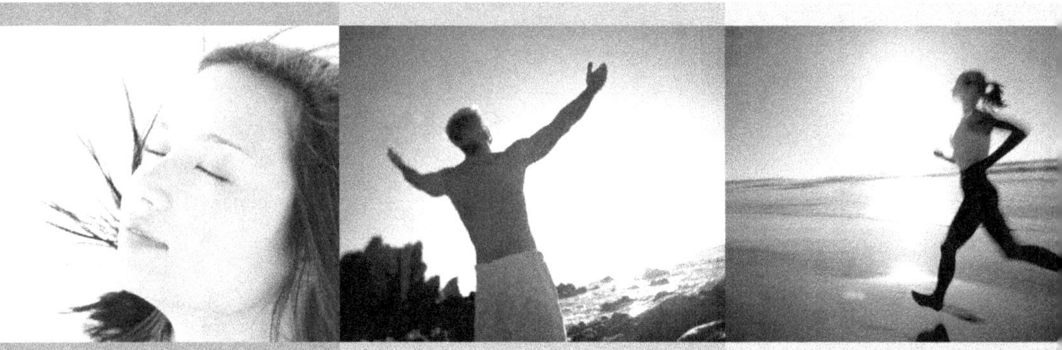

:: Ejercicios prácticos

La única manera de reeducar nuestra respiración es ejercitándola. Practicando. Dedicando un tiempo importante cada día para reencontrarnos con nuestro organismo, regular nuestras funciones y mejorar la calidad de nuestra vida. Si hemos comprendido lo que relatamos hasta aquí, ya sabemos que una correcta respiración es la base de un organismo que funcione con más vitalidad, fuerza y energía; que nos alejemos de las tensiones cotidianas; que estemos más resistentes al ataque de las presiones externas o que podamos sobrellevar con más entereza el estrés. Veamos algunos pasos importantes:

• Para iniciar la ejercitación de la respiración, resulta importante elegir el período adecuado, que nunca formará parte de las dos horas posteriores a una comida ni tampoco de los momentos previos al acostarse, para facilitar la relajación.

- Hay que elegir un lugar ventilado, tranquilo, si es posible frente a una ventana abierta, aunque hay que tener cuidado con las corrientes de aire.

- Tomar conciencia de nuestra propia respiración.

- Para empezar hay que llenar al máximo nuestros pulmones de aire, ya que habitualmente sólo usamos el 50% de su capacidad. Para ello emplearemos la respiración abdominal. Hay que realizar los ejercicios pausadamente, intentando alejar los problemas personales, laborales, familiares y olvidándonos del entorno.

- Conseguir un ritmo respiratorio adecuado.

- Si nuestra respiración era mala, es probable que la ejercitación nos lleve a la hiperventilación. La misma se reconoce por un ligero mareo. Puede presentarse de repente o desarrollarse lentamente. Para salir de esta situación hay que utilizar simplemente ese oxígeno sobrante realizando algunos movimientos vigorosos: saltar durante unos segundos, mover rápidamente los brazos o las piernas, caminar, etcétera.

- También puede aparecer dolor de espalda como consecuencia del aumento de la capacidad torácica. Se produce por la falta de elasticidad de los músculos que dificultan el ensanchamiento de los pulmones. Lo que se siente es un pequeño tirón, que con el tiempo va a desaparecer.

- En ocasiones se sienten muchas ganas de bostezar. Esos bostezos son provocados por una violenta contracción del diafragma que permite una entrada masiva de aire. Esos bostezos son movimientos del organismo que se está adaptando a un nuevo funcionamiento.

Estos son algunos ejercicios para poner en práctica:

Ejercicio de respiración del vacío

Sentado cómodamente en el suelo con las piernas cruzadas con la espalda recta o en una silla apoyando los pies en el piso. Se recomienda practicar al aire libre o en una habitación bien ventilada.

- Inhalar por la nariz, respiración completa.
- Exhalar por la boca (los labios en posición de silbar).
- Suspender y quedarse sin aire, unos 10 segundos.
- Inhalar y repetir el ciclo.

La forma de exhalar como se realiza en este ejercicio se conoce como respiración purificadora. Este tipo de respiración la practicamos durante la gimnasia psicofísica, como veremos más adelante. La incluimos en la respiración del vacío para potenciar más sus efectos positivos. Es importante quedarse completamente sin aire, hay que exhalar lo más posible.

Poco a poco se puede ir aumentando el tiempo de la suspensión digamos hasta 20 segundos, según la capacidad de cada practicante. No es muy recomendable quedarse mucho sin aire, puede incluso provocarse un mareo o un pequeño desmayo si uno se excede en esto.

Algunos beneficios de este ejercicio:
* Activa la función intestinal al presionar el abdomen.
* Favorece la circulación de la sangre y la desintoxicación de los tejidos.
* Cambia la densidad de la sangre.
* Efecto reparador y desfatigante.
* Favorece la expulsión de toxinas y aumenta la inmunidad natural.
* Combate la depresión y es calmante de los nervios.
* Tranquiliza las emociones y ayuda al control de los pensamientos.

Ejercicio de respiración sostenida

Sentado cómodamente en el suelo con las piernas cruzadas con la espalda recta o en una silla apoyando los pies en el piso. Se recomienda practicar al aire libre o en una habitación bien ventilada.
* Inhalar por la nariz, respiración completa.
* Retener el aire, unos 10 segundos.
* Exhalar fuertemente por la nariz, hasta quedarse sin aire.
* Inhalar nuevamente, continuar el ciclo.

Algunos beneficios de este ejercicio:

• Desarrolla una acción sedante sobre el sistema nervioso.

• Disminuye el ritmo cardíaco y lo normaliza.

• Se vitaliza la sangre y todo el organismo.

• Limpia los conductos nasales.

• Fortalece la unidad psicofísica.

• Educa la voluntad.

• Genera autoconfianza y entusiasmo por la vida.

Ejercicio de respiración rítmica

Sentado cómodamente en el suelo con las piernas cruzadas con la espalda recta o en una silla apoyando los pies en el piso. Se recomienda practicar al aire libre o en una habitación bien ventilada.

• Inhalar por la nariz en 4 segundos.

• Sostener 2 segundos.

• Exhalar por la nariz en 4 segundos.

• Sostener 2 segundos.

Algunos beneficios de este ejercicio:

• Desarrollo de la paciencia y la perseverancia.

• Aumenta el poder de la voluntad.

• Nos armoniza con el ritmo universal.

• Permite que el sistema nervioso se equilibre y se calme.

- Estimula las glándulas endocrinas.
- Ayuda a la concentración mental.
- Se estabilizan las emociones.
- Se sintonizan el cuerpo y la mente.

Ejercicio de respiración rítmica con retenciones

Sentado cómodamente en el suelo con las piernas cruzadas con la espalda recta o en una silla apoyando los pies en el piso. Se recomienda practicar al aire libre o en una habitación bien ventilada.
- Inhalar en 4 segundos.
- Sostener 8 segundos.
- Exhalar en 4 segundos.
- Sostener 8 segundos.

Los beneficios de este ejercicio son todos los que hemos descrito en los tres ejercicios anteriores. Recomendamos llevarlos a cabo en orden, sin excedernos y con mucha práctica. Si nos ejercitamos todos los días, la adaptación correcta sería comenzar por los dos primeros ejercicios durante 2 ó 3 semanas y recién después pasar al tercero y al cuarto.

Ejercicio para respirar de manera larga y profunda

¿Cómo respirar de manera larga y profunda?
Seguir estas tres fases de respiración durante 1 minuto cada una.

Fase 1

Apoyar ambas manos sobre el vientre de manera que se rocen las puntas de los dedos. Cerrar los ojos y concentrarse en las sensaciones de su cuerpo.

Inhalar:
• inspirar el aire y dejar que se hinche el vientre, notará que las puntas de los dedos tienden a separarse;
• seguir inhalando hasta llenar completamente los pulmones.

Cuando estén llenos, exhalar:
• vacíar primero la parte superior de los pulmones;
• luego, mediante una contracción lenta del vientre, expulsar el resto del aire.

Fase 2

Apoyar ahora ambas manos sobre el arco de las costillas.

Inhalar:
* llenar primero el vientre;
* dejar que el aire vaya dilatando las costillas;
* por último, llenar a fondo los pulmones.

Cuando estén llenos, exhalar:
* vacíar primero la parte superior de los pulmones
* dejar que se hundan las costillas poco a poco;
* efectúar por último la contracción del vientre.

Fase 3

Descansar una mano sobre la rodilla y apoyar la otra sobre el esternón, a la altura de las clavículas.

Inhalar:
* dejar que se llene poco a poco el vientre;
* dilatar las costillas;
* realizar una ligera elevación del esternón y las clavículas.

Exhalar:
* dejar que desciendan el esternón y las costillas;
* realizar la contracción de la caja torácica;
* contraer por último el vientre.

Practicar esta respiración varias veces al día.

:: Relajación y otras técnicas para mejorar la respiración

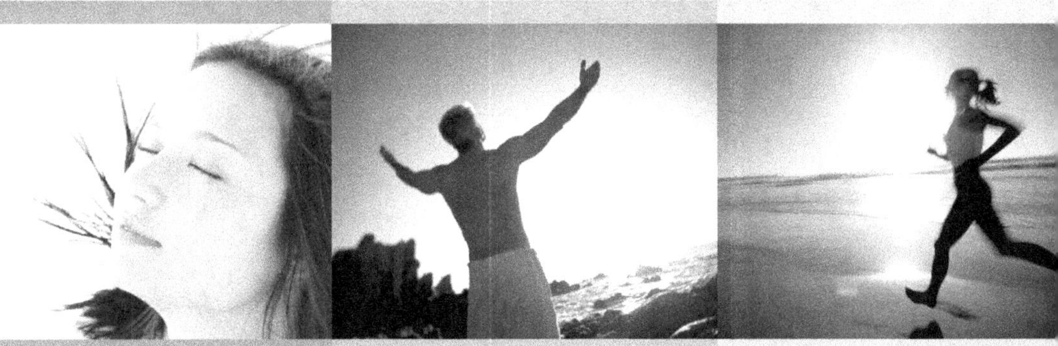

:: Relajación y otras técnicas para mejorar la respiración

Hemos visto hasta acá que los hábitos nocivos y las tensiones cotidianas influyen negativamente sobre nuestra respiración. En el término "estrés" podemos resumir las presiones laborales, las complicaciones familiares, los problemas diarios, etcétera. Aquí describimos algunas rutinas y terapias como la relajación, la meditación, el yoga o el Tai Chi que, más allá de contrarrestar el estrés, predisponen el cuerpo para una mejor respiración.

RELAJACIÓN

La eficacia de los procedimientos de la relajación (incluyendo la relajación muscular progresiva, la meditación, la hipnosis y el entrenamiento autógeno) está demostrada en el tratamiento de muchos problemas. Nos referimos a los relacionados con la salud mental y física, la tensión, el insomnio, la hipertensión, los dolores de cabeza por tensión, el asma bronquial y, especialmente, el estrés.

Los métodos de relajación se utilizan también como tratamiento coadyuvante en muchas condiciones, por ejemplo: la ansiedad de hablar en público, las fobias, la ansiedad intensa, el síndrome de colon irritable, el dolor crónico y las disfunciones sexuales. No queremos decir que la relajación sea una terapéutica para estos problemas, pero sí que es un buen complemento a las terapias médicas y psicológicas. Además nos da una herramienta que mejora nuestra calidad de vida.

Como se ve, dentro del término relajación se incluyen una técnica y varias formas de hacer o de influir sobre la tensión y la ansiedad.

Condiciones para relajarse

La relajación no presenta grados importantes de dificultad, pero debemos tener en cuenta que necesitamos concentración y comodidad, e ir avanzando paso a paso, tanto en los ejercicios de respiración como en los de relajación propiamente dichos. Además se necesita un compromiso personal para empezar a bajar las tensiones que pueden generarse desde nuestro entorno y la situación en que nos disponemos a iniciar nuestra relajación.

El lugar

La elección del lugar queda, por supuesto, limitada a las posibilidades de cada persona. Es claro que si disponemos de jardín amplio, sin ruidos molestos de la calle que nos distraigan, una colchoneta bajo un árbol, oyendo el trinar de los pájaros, sería lo ideal (con las condiciones climáticas necesarias). Pero como muchas veces no disponemos para elegir, lo que podemos hacer es adecuar algún espacio de nuestra casa, para comenzar con los ejercicios. Los requisitos son simples:

• Ambiente templado (recordemos que tanto el frío como el calor son agentes estresantes).

• Una luz tenue. Podemos iluminar con velas, usando de paso alguna vela aromática, con una fragancia que posea cualidades relajantes.

• Una colchoneta firme, o una manta doblada que nos resulte cómoda para apoyar la espalda.

• Por supuesto, prever y evitar las interrupciones.

Para los ejercicios de entrenamiento en relajación hay tres tipos de posiciones posibles:

• Acostados sobre una colchoneta o un diván con los brazos y las piernas ligeramente en ángulo y apartados del cuerpo.

• Sentados en un sillón cómodo y con apoya brazos; en este caso es conveniente que utilicemos apoyos para la nuca y los pies.

• Sentados en un taburete o una banqueta sin respaldo; en esta modalidad se usa una posición descrita por

Schultz (el especialista inventor de la técnica de relajación progresiva que lleva su nombre y que describiremos más adelante) y que llama "la posición del cochero": se caracteriza por el hecho de descansar la persona, sentada, el peso de la mitad superior de su cuerpo sobre la región dorso lumbar relajada, en posición de dorso del gato.

Esta actitud corporal pasiva la encontramos en muchas profesiones que exigen permanecer sentado durante varias horas, sin apoyo para el dorso.

De todos modos, la posición que recomendamos, sobre todo al comienzo, es la de estar acostados boca arriba, ya que de esta manera podemos relajar con mayor facilidad la musculatura voluntaria.

Los ojos deben estar cerrados, o entrecerrados sin forzar los párpados para disminuir el nivel de estimulación que proviene de lo externo, pero evitando, por lo menos hasta la conclusión del ejercicio, el quedarnos dormidos.

Si persistimos en este proyecto de aprendizaje y autoconocimiento que nos proponen las técnicas de relajación, con el paso del tiempo podremos relajarnos sentados, de pie, con los ojos abiertos, y por lo general en situaciones que por ahora nos parecen imposibles.

Preparando el cuerpo para la relajación

Este pequeño ejercicio ayuda a la toma de conciencia del propio cuerpo.

• En primer lugar concentraremos nuestra atención en el mundo exterior, diciéndonos frases como: "Soy consciente de que está pasando un auto bajo mi ventana, de que está lloviendo, de que mi ropa es azul...". La idea es tomar una especie de nota de nosotros mismos y del entorno donde nos disponemos a relajarnos.

• Una vez que hemos tomado conciencia de lo que nos rodea, dirigiremos la atención a nuestro propio cuerpo y sus sensaciones físicas: "Soy consciente de que hace frío, de que tengo hambre, de mi tensión en el cuello, del cosquilleo en la planta del pie...".

• Ahora pasaremos alternativamente de un tipo a otro de conciencia: "Soy consciente de que me duele la cabeza, de que hay excesiva luz, de que la habitación es amplia, etc.". Es decir, pasando de percepciones internas a percepciones externas.

Con la práctica de este ejercicio podremos darnos cuenta de la diferencia entre el mundo externo y el interior y, cosa a veces no tan sencilla, ser plenamente conscientes de esto y podremos pasar a ejercicios más exigentes, como los que expondremos más adelante.

Algunas otras sugerencias

Es recomendable iniciar la práctica de los ejercicios de relajación no habiendo comido demasiado, ni con sensación de hambre. Auque hagamos los ejercicios acostados, debemos recordar que estamos aprendiendo y ejercitando una técnica de salud, no lo estamos haciendo para dormir sino para permitir que nuestros músculos, al inicio, se relajen más fácilmente.

Comienza la relajación

Esta serie de pasos previos constituyen en sí mismos ejercicios relajantes, aunque su objetivo es tomar conciencia de que hay unas cualidades por desarrollar para obtener una relajación más intensa, más profunda y eficaz. Es decir, entramos en una etapa grado uno de relajación.

Todas son variables del desarrollo de la capacidad de atención, que necesitaremos para llevar a cabo los ejercicios de relajación.

Es recomendable empezar siempre siguiendo un camino ascendente en cuanto a la sutileza de las percepciones, es decir, ir de lo más simple a lo más complejo.

Este tipo de ejercicios pueden hacerse estando sentados sin cerrar los ojos, tratando de mantener el espíritu calmo, procurando disfrutar de ello, teniendo en claro que si por alguna razón no nos resultasen gratos, debemos optar de inmediato por otros.

El tiempo mínimo de concentración y atención que buscamos para el desarrollo de todas las fases es de unos 5 minutos iniciales, que pueden transformarse, si esto nos hace sentir bien, en 20 minutos o media hora. Podemos empezar por una o dos fases, e ir, con el tiempo, sumando las otras hasta completarlas, dedicando la cantidad de tiempo que deseemos.

Primera fase

* Nos encontramos sentados.

* Imaginamos que frente a nosotros hay una serie de objetos cuya forma no podemos determinar muy claramente.

* Pero hay algo de sus cualidades materiales que se destaca.

* Algunos objetos son de madera, otros de metal; otros vivos, como plantas, y otros minerales, como una piedra.

* Elijo esta última y simplemente mi atención se posa en ella, sin hacer nada ni comprometer ninguna clase de emoción o voluntad.

* Simplemente observo, no juzgo, no deseo, no rechazo ni acepto. Mi función es la de ser un mero observador que quiere aprehender todos los detalles del cuerpo que está delante de mí: su forma, su color, tamaño, etc.

* Cuando hemos conseguido completar esta fase, sin que pensamientos extraños se interpongan, terminamos y pasamos, si queremos, a la fase siguiente.

Segunda fase

* Ahora elegiré un objeto inmóvil pero vivo, como una planta.

* Presto atención a cada detalle de color, forma, sombras, altura, volumen.

* Tomo conciencia de las partes y del todo, lenta y atentamente.

* Comienzo a percibir en este objeto cualidades que faltaban en la piedra, aquí hay algo más.

- Tomo conciencia plena de la observación y me mantengo en ella, no tomo ni rechazo nada, observo sin juzgar.
- Obtenido esto finalizo el ejercicio.

Tercera fase

- Observo con atención una flor, sólo una.
- Toda mi atención está puesta en ella, soy casi un cuerpo con una conexión única abierta al mundo y es esa flor que he visualizado.
- Contemplo su color, sus bordes, su forma, cada detalle, sin tomar ni rechazar nada.
- Cuando consigo esto doy por terminada esta fase del ejercicio.

Cuarta fase

- Ahora cierro los ojos y presto atención a mi respiración.
- Toda mi atención se encuentra en el proceso de respirar y en sus sensaciones.
- Intento que esta atención no modifique en nada la naturalidad del ingreso de oxígeno en mi cuerpo y del bienestar que éste me produce, simplemente observo cómo inhalo y exhalo.
- Soy un observador que observa su propia respiración como observaría la llama de una vela, sin identificarse con ella, sin juzgar.
- Cuando completo esta etapa finalizo el ejercicio.

Quinta fase

• Observo mi respirar pausado atentamente, como en la cuarta fase, durante unos instantes.

• Cuando percibo que la respiración produce un cierto estado de calma en mi interior dirijo mi atención hacia uno de mis brazos.

• Como venimos ejercitándonos, la atención permanece en la observación del brazo, sin interponer deseos, ni emociones, ni pensamientos, simplemente permanezco sintiendo mi brazo.

• Mi atención permanece en el brazo como lo hizo con la flor, observo y siento.

• Cuando el tiempo establecido llega, finalizo el ejercicio tomando conciencia de mis sensaciones en ese instante.

Sexta fase

• Comenzamos como en el ejercicio cinco.

• Ahora vamos incluyendo progresivamente la sensación del otro brazo, la respiración de nuevo, la percepción de la pierna derecha, la respiración, la pierna izquierda, la respiración.

• Luego tomaremos conciencia de la percepción de ambos brazos y la respiración, de ambas piernas y la respiración, de brazos y piernas juntos y la respiración, sin ninguna clase de apuro, lentamente...

• Si aparece como emoción predominante la calma, vuelvo a asumir mi rol de observador y le presto la misma atención distante que vengo ejercitando en las fases anteriores.

• No debe tener para mí más importancia la observación de un sentimiento que irrumpe desde mí que la importancia que tenía el contorno o las tonalidades de la flor.

• Me importa sólo la observación, observo sin juzgar, sin identificarme con la emoción de calma, de paz, de tranquilidad.

• Procuro no detenerme en la percepción de la emoción, mi atención recorre mi cuerpo, puedo sentirlo pero no permanezco en la degustación de la emoción de calma, simplemente es algo que está ahí, que es una cualidad, otra característica observable.

• Recorro mentalmente mi cuerpo y siento la sensación orgánica de mi peso, la tensión o la distensión muscular, el hormigueo, o el calor, o la relajación de los músculos.

• Cuando siento que he cumplido con esta fase, puedo dar por finalizado el ejercicio.

Séptima fase

• Empiezo como en la fase cinco, integrando mentalmente las sensaciones de brazos y piernas, la respiración y la percepción de la sensación de ambos brazos y piernas nuevamente, en un recorrido lento y suave, un recorrido dulce por las sensaciones de mis extremidades y mi respiración.

• Si eventualmente aparece algún pensamiento, lo observo sin identificarme con él, me doy cuenta de que los pensamientos tienden a aparecer por su cuenta sin que yo lo provoque, el pensamiento no soy yo, yo y mis pensamientos somos diferentes.

• Observo mi pensamiento, como haría con una vela o una flor; tomo conciencia de estos pensamientos que aparecen y desaparecen como nubes en un cielo azul; cobro conciencia de que si los observo desaparecen, pero si intento eliminarlos cobran fuerza e impiden que siga con el ejercicio.

• Sigo observando mis pensamientos pero no me identifico con ellos, no busco interpretación ni juzgo, observo con toda mi atención y cuando cumplo con esta fase finalizo el ejercicio.

Si hemos realizado correctamente toda esta serie de fases (no pretendamos hacerlas todas en un solo día, se trata de un aprendizaje), notaremos que ya podemos empezar a percibir una suerte de calma mental, y que ésta de por sí bajará también las tensiones de nuestro cuerpo y ayudará a disminuir nuestro estrés y a mejorar la respuesta de nuestro organismo ante el mismo. Pero, más allá de esto, una vez que hemos podido automatizar esta serie de pasos que si bien son sencillos requieren de una mente dispuesta y de relativa práctica, podremos decir que ya estamos preparados para pasar a hacer ejercicios más profundos de relajación.

MEDITACIÓN

¿Qué es?

La meditación tiene una larga tradición, y en general, a pesar de tener distintos tipos o variantes, no es más que una forma o un camino según el cual siguiendo una práctica determinada se consiguen algunos objetivos. Es, para los especialistas, "un sendero que la persona abre para sí misma mientras trata de llegar más allá de las limitaciones de la mente".

Por lo tanto, si bien es una práctica que se alcanza realizando determinados ejercicios que involucran el cuerpo (postura corporal, respiración, relajación), busca una actitud mental y un logro espiritual.

Por lo tanto, practicar la meditación nos conecta con estas dimensiones humanas:

- Lo corporal.
- Lo espiritual.
- Lo mental.
- En algunos casos, lo filosófico o religioso.

Estas primeras definiciones como vemos son algo amplias, pero son sencillas y, de alguna manera, tan amplias como alcances puede tener el practicar meditación.

Puede, para diferentes personas o grupos, tener la meditación distintos sentidos, aunque los objetivos a pesar de las variaciones se parecen. Lograr:

- Calmar el estrés, la ansiedad, los pensamientos negativos.
- Mayor control del cuerpo y de la mente.
- Armonía.
- Paz interior.
- Sentimientos positivos.
- Sentirse mejor y lograr bienestar personal.
- Alcanzar comunicación con el mundo interno.
- Alcanzar una dimensión espiritual que está dentro de nosotros.
- Más específicamente y con la práctica, borrar los pensamientos, poner la mente en blanco y dejar actuar otros niveles de nuestra interioridad.

Como vemos la meditación tiene algunos sencillos objetivos básicos, aunque externamente tiene muchas variantes y una amplia difusión de sus prácticas. También, a pesar de tener diferentes técnicas, éstas conservan algunos puntos comunes que son básicos. Las técnicas más comunes de meditación incluyen:
- Contar las propias respiraciones.
- Cantar un mantra.
- Bailar o escuchar música.

Una de las características principales de la meditación es que se trata de una práctica que no es compleja, en el sentido de que no requiere de dispositivos externos especiales, artefactos, cosas materiales o conocimientos elevados o esotéricos. Sí requiere de una especial disposición interna y actitud externa, que si bien no son fáciles de lograr, tampoco quedan fuera del alcance de ninguna persona.

Hay diferentes técnicas y formas de meditación, y cada persona puede seguir la que más adecuada le resulte. La meditación es, en definitiva, un ejercicio personal. Básicamente, la meditación exige actitudes mínimas para comenzar su práctica, tales como:

• Elegir una postura y sostenerla para hacer la práctica de meditación.

• Efectuar respiraciones algo más profundas y completas de lo habitual y tomar conciencia clara de sí mismo en los niveles físico y emocional.

• Constatar que nos encontremos en un estado de tranquilidad, sin ansiedades excesivas ni tensiones físicas o psíquicas.

• Focalizarse en el nivel de la mente y darse cuenta de que estamos observando nuestra propia mente, sin estar pendientes de ningún objeto o pensamiento en particular (borrar los pensamientos conscientes).

• Dedicar un tiempo a sentir cómo se produce en nosotros mismos el automatismo natural de la respiración (esto ya lo veremos en detalle en el próximo capítulo). Tomar conciencia de nosotros mismos a través de focalizarnos sintiendo nuestra propia respiración.

• Sentir el silencio (también profundizaremos en esto, que es fundamental, en un capítulo posterior); en las zonas principales donde se debe sentir este silencio son: alrededor de la cabeza, dentro de la cabeza y dentro del pecho.

Un punto muy importante para empezar a conocer qué es la meditación es saber que no hay en ella un objetivo consciente: no se busca nada en particular. No debe haber confusión ni apoyo en ideas anteriores, conocidas, o en objetivos prefijados. Se trata de intentar buscar esa realidad interior a través de la intuición.

Esa tranquilidad, suavidad y gradualidad son necesarias para hacer la práctica y para salir de la práctica, ya que esto último hay que hacerlo de manera gradual, suavemente y sin brusquedades. Cuando se consigue un grado de meditación y de silencio, sobre todo cuando sucede por primera vez, se la recuerda como la experiencia más satisfactoria que se haya tenido en este sentido.

Otro punto importante para tener en cuenta en los rudimentos de esta práctica, es que existen distintos tipos de meditación, que mantienen puntos en común pero que no deben confundirse. Y reiteramos que cada persona puede dedicarse al tipo de práctica de meditación que más le siente.

Los diferentes tipos son: meditación trascendental, meditación espiritual, meditación de transmisión, las técnicas de meditación clásicas, la meditación ligada al budismo y la meditación en triángulos.

Las cuestiones ligadas a la meditación y a los beneficios personales que genera, no sólo son "espirituales". También, hay varias consecuencias a nivel psicológico y físico que justifican su práctica.

Las técnicas más comunes van desde contar las propias respiraciones hasta, por ejemplo, cantar un mantra o bailar. Se trata de lo más básico, y todos nosotros podemos iniciarnos eligiendo alguna que nos resulte sencilla.

Podríamos dividir esos ejercicios o esas prácticas iniciales en dos ejercicios básicos.

Un ejercicio de meditación podría incluir estos pasos:

• Elegir una postura.

• Efectuar respiraciones algo más profundas y completas que lo habitual y tomar conciencia clara de sí mismo en los niveles físico y emocional.

• Constatar que nos encontremos en un estado de tranquilidad, cordialidad y amor suave, sin ira ni estrés.

• Pasar luego al nivel de la mente y darse cuenta de que estamos mirando u observando la mente, que está aquí presente tranquila, serena, despierta, pero sin estar pendientes de ningún objeto o pensamiento en particular.

• Dedicar un tiempo a sentir cómo se produce en nosotros mismos el automatismo natural de la respiración. Tomar clara conciencia de nosotros mismos, de que estamos presentes y sintiendo nuestra propia respiración. Esto hay que intentarlo hasta que notemos una verdadera paz, y cómo nuestra conciencia se va ahondando y profundizando.

• Se debe mantener esa conciencia de sí mismo, sin mirar nada, sintiendo el silencio.

- Las zonas principales donde se debe sentir este silencio son: alrededor de la cabeza, dentro de la cabeza y dentro del pecho.
- No hay un objetivo consciente; no se busca nada en particular. Se trata simplemente de que estemos "presentes", sin confundirnos con nada, sin apoyarnos en nada. En todo caso, hay que intentar buscar esa realidad que podemos intuir como única. No se debe perder la conciencia, y hay que mantenerla muy despierta.
- Para salir de la práctica hay que hacerlo de manera gradual, suavemente y sin brusquedades.

Cuando se consigue un grado de meditación y de silencio, sobre todo cuando sucede por primera vez, se la recuerda como la experiencia más satisfactoria que se haya tenido jamás. Y el eco de esa experiencia se mantiene, aunque luego se disuelve hasta casi perderse, por la dispersión habitual con que vivimos lo exterior. Pero, a base de hacer este trabajo con regularidad, todos los días, se va consiguiendo mantener ese punto de conciencia profunda y de paz a lo largo de todo el día, mientras haya actividad. Una vez que hayamos adoptado el hábito de la meditación, la misma nos ayudará a eliminar el estrés producido en cada jornada impidiendo que una acumulación del mismo produzca males mayores.

YOGA

¿Qué es el yoga?

El yoga es uno de los seis sistemas ortodoxos de la filosofía india. Según estos principios filosóficos trascendentales, todo está penetrado por el Espíritu Supremo Universal (Paramatma o Dios) del que nuestro espíritu es parte. Por eso el nombre yoga de esta disciplina, ya que estudia y enseña los métodos por los cuales el jivatma (espíritu humano) puede unirse o hallarse en comunión con el Paramatma asegurándose así la propia liberación (motsa).

Es, como decíamos, una de las seis antiguas filosofías de la India, uno de los seis darshanas (literalmente: enfoques). Un cuerpo de conocimientos, representando el método más antiguo de desarrollo físico y espiritual. Actualmente se ha definido el yoga como la ciencia clásica de la India que concierne a la unión entre el individuo, cuya existencia es finita, y lo Divino, que es infinito.

Los medios adecuados para obtener esta comunión trascendental se establecen en ocho grados, o niveles, considerados etapas para llegar al conocimiento del alma:

- Yama (son los mandamientos de la moral universal).
- Niyama (autopurificación por la disciplina).
- Asana (refiere a las posturas corporales).
- Pranayama (control rítmico de la respiración).

• Pratyahana (recogimiento y emancipación del espíritu de la dominación de los sentidos y objetos externos)
• Dharana (concentración).
• Dhyana (meditación).
• Samadhi (estado de superconsciencia alcanzado mediante una profunda meditación en la que el aspirante individual "Sadhaka" se convierte en uno con el objeto de su meditación, o sea, con Paramatma o Espíritu Universal).

Como aquí estamos sólo describiendo las bondades del yoga en el tratamiento del estrés, para poder, de alguna manera, simplificar la esencia de los preceptos descritos más arriba, los resumiremos en 5 principios fundamentales: el ejercicio adecuado, la respiración adecuada, la relajación adecuada, la alimentación adecuada y la meditación adecuada.

Ejercicio adecuado (Asanas)

Nuestro cuerpo físico está diseñado para moverse y ejercitarse, como el cuerpo de todos los seres del universo. Si nuestro estilo de vida es sedentario y priva a los músculos y las articulaciones de su movimiento natural, estipulado por la naturaleza, nos transformaremos en un blanco fácil para las enfermedades. Y si nos excedemos con ejercicios violentos para los que no estamos preparados, con una visión del cuerpo humano de sólo lo físico, los desgarros y lesiones aparecerán.

El ejercicio adecuado debe ser agradable para el practicante a la vez que beneficioso para el cuerpo, mente y vida espiritual. El yoga ve al cuerpo como un vehículo para el alma en su viaje hacia la perfección; los ejercicios físicos del yoga no están diseñados sólo para desarrollar el cuerpo, sino que fundamentalmente ayudan a la concentración y la paz interior, que se traduce en salud y bienestar.

Los ejercicios físicos del yoga se llaman Asanas, un término que significa postura. El Asana (o postura) debe mantenerse por cierto tiempo.

Aunque existen muchas Asanas, se resumen en 12 posturas básicas: postura sobre la cabeza (Sirshasana); postura sobre los hombros (Sarvangasana); postura del arado (Halasana); postura del pez (Matsyasana); postura de la pinza (Paschimothanasana); postura de la cobra (Bhujangasana); postura del saltamontes (Shalabhasana); postura del arco (Dhanurasana); postura de la torsión (Ardha Matsyendrasana); postura del cuervo (Kakasana); postura de la pinza vertical (Pada Hasthasana) y postura del triángulo (Trikonasana). La más conocida, la postura del loto, se emplea para la meditación.

Respiración adecuada (Pranayama)

Una de las enseñanzas del yoga es la optimización del uso de toda nuestra capacidad pulmonar, con la consiguiente oxigenación sanguínea y de todo nuestro cuerpo. La respiración adecuada debe ser profunda, lenta y rítmica. Esto aumenta la vitalidad y la claridad mental. La mayoría de las personas usamos solamente una fracción de nuestra capacidad pulmonar. Respiramos de modo superficial, apenas expandiendo la caja torácica. Esto nos encorva, nos genera tensión en el cuello y la parte alta de la espalda. Esto se resuelve con una buena y completa respiración yóquica. La misma incluye la respiración abdominal, la costal y la clavicular.

Relajación adecuada (Savasana)

Por medio de una relajación adecuada de todos los músculos el practicante de yoga es capaz de rejuvenecer completamente su sistema nervioso y alcanzar una profunda sensación de paz. Cuando el cuerpo y la mente trabajan constantemente de modo excesivo, la persona se agota, transita por caminos errados y confusos, pierde energía y disminuye su eficacia natural. La vida social moderna, la comida, el trabajo, e incluso las actividades del tiempo libre, que deberían ser para descansar y aflojarse, hacen que la relajación resulte difícil. Muchos, hasta olvidaron que el descanso y la relajación son modos naturales de reponer las energías. El común de la gente gasta mucha energía física y mental incluso al tratar de descansar, debido a la tensión. Gran cantidad de vigor corporal se consume inútilmente. Es decir, estamos completamente expuestos a la aparición del estrés. Recordemos que, en el curso de un día, nuestro cuerpo elabora todas las sustancias y energías necesarias para el día siguiente. Pero, sucede con frecuencia, que todas estas energías pueden ser consumidas en pocos minutos, por malhumor, cólera, ofensas o irritación intensa. El proceso de irrupción y represión de emociones violentas crece con frecuencia hasta convertirse en una conducta habitual. El resultado es desastroso, no sólo para la mente, sino también para el cuerpo. Nos conduce a un círculo vicioso del cual cada vez es más difícil salir.

Durante la relajación completa, no se consume prácticamente energía o "Prana", aunque se conserva un poco para mantener el cuerpo en condición normal, mientras que la porción restante se almacena y acumula. Para poder lograr una relajación perfecta, los yoguis utilizan tres tipos de relación: física, mental y espiritual.

Alimentación adecuada

Los alimentos que consumimos no sólo nos proporcionan nutrientes, sino que afectan nuestra vida de manera global. Para una máxima eficiencia cuerpo-mente y una completa conciencia espiritual, el yoga propone una dieta lacto-vegetariana. Esta es una parte integral del estilo de vida yóguico.

La dieta yóguica es vegetariana, consistiendo en alimentos puros, simples y naturales, los cuales se digieren en forma sencilla y promueven la salud. Las comidas simples ayudan a la digestión y asimilación de los nutrientes.

Los requerimientos nutricionales se dividen en cinco categorías: proteínas, carbohidratos, minerales, grasas y vitaminas. Uno debe tener un cierto conocimiento sobre dietética para poder balancear la dieta. Comer alimentos recién cosechados, frescos, provenientes de la naturaleza, que crecen en tierras fértiles (preferentemente orgánicos, libres de químicos y pesticidas), nos ayuda a tener un mejor aporte de estas necesidades nutricionales. El procesar, refinar y cocinar en exceso, destruye la mayor parte del valor de los alimentos.

Para el yoga, el sol es la fuente de energía para toda la vida en nuestro planeta, nutre las plantas (el vértice de la cadena alimenticia) las cuales luego son ingeridas por animales (vegetarianos), los cuales son comidos por otros animales (carnívoros). Los vegetales, al nutrirse directamente del sol, tienen las mayores propiedades para promover la vida. El valor alimenticio de la carne como fuente nutritiva se conoce como "de segunda mano", y es inferior en la naturaleza. Todos los alimentos naturales (frutas, vegetales, semillas, frutos secos y granos) tienen, en distintas proporciones, estos nutrientes esenciales. Como fuente de proteína son fácilmente asimilables por el organismo. Sin embargo, los alimentos de "segunda mano" son más difíciles para digerir y son de menor valor para el metabolismo del cuerpo.

Una máxima de la filosofía del yoga expresa: "Come para vivir, no vivas para comer". Lo mejor es si entendemos que el propósito de comer es suministrar a nuestro organismo fuerza vital o Prana, la energía vital para la vida. Por lo tanto el mejor plan nutricional para un estudiante de yoga es la dieta simple con alimentos naturales y frescos.

Meditación adecuada (Dhyana)

El yoga puede ayudarnos a tener una visión positiva, entusiasta y alegre de las cosas. La mente podrá ser traída a un perfecto estado de control por medio de la práctica regular de la meditación. Cuando la mente está en calma, sin pensamientos ni deseos, podemos ver el "Ser", a esto se le llama "yoga". Podemos controlar la agitación mental de dos formas: concentrando la mente ya sea externa o internamente. Internamente, nos enfocamos en el "Ser" o la conciencia del "Yo soy". Externamente nos enfocamos en cualquier otra cosa que no sea "el Ser" o "Yo soy". Cuando nos tomamos un tiempo para concentrarnos en algo que estamos haciendo, en algo que requiere nuestra concentración, los demás pensamientos se aquietan.

La meditación no es algo que un yogui tenga que enseñarnos, ya que todos poseemos la habilidad para silenciar los pensamientos. La única diferencia entre esto y meditación (en forma positiva), es que aprendemos a concentrar la mente externamente, en objetos. Toda la felicidad que se logra a través de la mente es temporaria y efímera, está limitada por la naturaleza. Para alcanzar un estado de felicidad duradera y paz absoluta, primero debemos conocer cómo calmar la mente, concentrarnos e ir más allá de la mente. Llevando la concentración mental hacia el interior, hacia el ser, podemos profundizar la experiencia de la concentración perfecta. Este es el estado de meditación.

Hay ciertos puntos para tener en cuenta relacionados con las técnicas y estados de la meditación. Pero si bien hay distintas técnicas, la meditación yóguica debería tener en cuenta estos puntos:

• La regularidad en el tiempo, lugar y práctica es muy importante.

• Las horas más efectivas son al amanecer y al atardecer.

• Trata de poseer un cuarto adecuado y separado de otras actividades para la meditación.

• Selecciona tu orientación (especialmente hacia el norte o hacia el este para poder tomar ventaja de las vibraciones magnéticas favorables).

• Comienza con cinco minutos de respiración abdominal profunda para llevar oxígeno al cerebro. Luego enlentece el ritmo hasta hacerlo imperceptible.

• Mantén la respiración rítmica.

La meditación es el tónico nervioso y mental más poderoso. La energía divina fluye libremente en la persona durante la meditación, ejerce una influencia benigna en la mente, los nervios, los órganos sensoriales y el cuerpo. Abre la puerta a un conocimiento intuitivo y reinos de dicha eterna. La mente se vuelve calma y firme impidiendo que se desarrollen las condiciones para la aparición del estrés.

TAI CHI

¿Qué es?

El Tai Chi es una de las prácticas físicas provenientes de oriente, relacionada con la filosofía china, que las modernas sociedades occidentales descubrieron (y adoptaron) en el siglo que pasó. Su práctica trae aparejada mejoras en la salud, mayor capacidad de resistencia, fortaleza física y disminución del estrés. Es decir, es una actividad absolutamente relacionada entre salud física y mental.

El Tai Chi es un arte marcial de origen chino que se basa en el desarrollo de la energía interior mediante la práctica de movimientos suaves y predeterminados. Es una práctica intensa y completa, que resulta beneficiosa a cualquier edad.

El trabajo del Tai Chi ejercita conjuntamente al cuerpo, la mente y el espíritu, lo que lo convierte en el arte de la acción. Es por medio de la acción y del movimiento como se consigue a través del Tai Chi la fuerza y la relajación.

La práctica del Tai Chi desarrolla una energía interior que progresivamente se hace más sutil y refinada a la vez que aumenta la capacidad de estar activo con atención, flexibilidad y calma, con firmeza pero sin tensión. La armonización que provocan los movimientos del Tai Chi aumenta con la práctica, lo que hace que cada individuo que se dedica a la disciplina con constancia y concentración desarrolle por sí mismo el arte de la acción, arte que se manifiesta no solamente en el ejercicio específico sino también en la vida cotidiana, que comenzará a mejorar (a nivel no solamente físico sino también emocional, disminuyendo los factores estresantes) con el inicio de las sesiones de Tai Chi.

El Tai Chi sirve, entonces, para ser más equilibrado, más ágil, más fuerte, más veloz. La diferencia con las gimnasias occidentales (que prestan atención sólo a los aspectos físicos) se basa en que lo que busca el Tai Chi no es convertir a su practicante en una persona más fuerte, ágil o veloz solamente en el aspecto físico sino también en el aspecto mental: practicar Tai Chi nos volverá más veloces mentalmente, más seguros en nuestros razonamientos, más equilibrados en nuestros juicios.

En la práctica de este arte oriental se realizan movimientos circulares, lentos y suaves siempre coordinados con la respiración. Esta es fundamental para adquirir el dominio de los movimientos que constituyen el Tai Chi.

La respiración ayuda a la relajación y, con la relajación del cuerpo y de la mente, se consigue la armonía espiritual necesaria para desarrollar la práctica del Tai Chi. Con la tarea conjunta de cuerpo, mente y espíritu se proporcionará un masaje interno a los distintos órganos del cuerpo movilizando los músculos, tendones y articulaciones y, sobre todo, facilitando una buena oxigenación en los pulmones.

La conjunción entre práctica física y filosofía es total en la disciplina del Tai Chi: la forma misma de los movimientos del Tai Chi se relaciona con la forma del ying y el yang que tan popular se volvió en nuestras ciudades en los últimos decenios. Con la práctica del Tai Chi lograremos la fortaleza de la suavidad, el equilibrio y el encuentro de opuestos que son la base de la concepción china del ying y el yang.

En una sesión de Tai Chi se realizan ejercicios de calentamiento y estiramiento suaves que dotan al practicante de flexibilidad en forma gradual. Se realizan también ejercicios de respiración que incrementan la oxigenación y nos enseñan a respirar de forma completa. Los movimientos de Tai Chi refuerzan los tendones, las articulaciones y la estructura ósea; realiza un trabajo constante en los músculos de la espalda y de la columna vertebral; alivia los hombros y el cuello, y aleja las contracturas, los mareos y las jaquecas, todos síntomas relacionados con el estrés cotidiano. Además, como valor agregado, el Tai Chi previene enfermedades, aumenta la resistencia del cuerpo, previene la osteoporosis, combate las dolencias en la espalda, ayuda a abrirse a quien sufre introversión y centra al extrovertido.

¿Cómo se practica el Tai Chi?

La práctica del Tai Chi es sumamente beneficiosa y, a la vez, placentera. No provoca el tipo de agitamiento físico característico de las gimnasias occidentales sino que, al contrario de éstas, se basa en movimientos continuos y relajados que no fuerzan los músculos del practicante sino que los hacen más ágiles y flexibles. Una sesión de Tai Chi se convierte así en un momento relajante y placentero.

Casi todos los ejercicios se realizan de pie e intervienen en su ejecución manos, dedos, brazos, piernas, espalda y cabeza. Vista desde afuera, la práctica del Tai Chi se asemeja entonces a un baile suave y lento, siempre buscando el equilibrio, siempre relajado y bello. Además de relajar y alejar el estrés, sirve para endurecer ciertos músculos y mantenerse en perfecta forma física.

Una sesión de Tai Chi para principiantes consta de unos ejercicios de apertura de articulaciones y estiramiento de músculos y tendones para centrar la atención y la respiración. Lo que se practica es lo que se llama secuencia (en chino, kuen), lo que se busca es el aprendizaje de posiciones y movimientos de la secuencia. Consiste en ejercicios de estiramiento, de relajación y de respiración, sentados o estirados.

La secuencia es, como dijimos, el centro de la práctica. Es una serie prefijada de posiciones y movimientos en los que se sintetizan las enseñanzas que se deben adquirir.

Como en la pintura, el piano o cualquier arte (y el Tai Chi, como vimos, es un arte marcial) al principio es necesario adquirir técnicas simples a través de repeticiones. Será, por lo tanto, indispensable iniciar la tarea con ganas y dedicación.

La guía del maestro o instructor será de completa ayuda, pero nunca suficiente. El alumno deberá practicar en su casa (si es posible todos los días, en todo caso con constancia y seriedad) para lograr, a través de la repetición del movimiento, la flexibilidad necesaria. Los efectos sobre el estado de ánimo y el tono general serán inmediatos.

¿Cualquiera puede practicar Tai Chi?

La respuesta a esta pregunta es definitiva: sí, totalmente. Cualquiera puede practicar Tai Chi, no existen contraindicaciones. A diferencia de las gimnasias o deportes occidentales (en muchos casos contraindicados por la violencia de sus movimientos o por la agitación que provocan), el Tai Chi puede ser practicado por cualquier persona, cualquiera sea su estado físico. Y para todos será beneficioso.

Este arte marcial chino provee de múltiples beneficios a sus practicantes. Para muchos el inicio en la práctica de la disciplina será el momento de comenzar a descubrir su cuerpo y las posibilidades del movimiento. Se aprenderá a respirar de manera completa, se ejercitarán la memoria y la concentración. Se aprenderá a valorar el silencio, a estar atentos a nuestro cuerpo, a sus mínimas reacciones. Se desarrollará el sentido del equilibrio.

Durante una sesión de Tai Chi se aprenderá, también, a estar más cómodamente de pie. Esta disciplina nos procurará mayor flexibilidad mental, nos ayudará a ser más creativos. Nos ayudará a ejercitar la vista y entrenar la visión periférica, nos facilitará el descanso nocturno, aumentará nuestro buen humor. Si podemos practicar la disciplina al aire libre los resultados serán más positivos aún.

Todos estos beneficios que provoca la práctica del Tai Chi son los que nos llevan a afirmar que cualquiera puede practicar Tai Chi. Durante el embarazo, por ejemplo, la futura madre demanda una mayor cantidad de oxígeno y la práctica del Tai Chi ayuda a oxigenar tanto el organismo de la futura madre como el del bebé. También ayuda a lograr la relajación y concentración necesarias para afrontar sin miedo el momento de la dilatación en el parto.

También pueden practicar el Tai Chi los niños (desde los cinco años sería la edad recomendada, pero en realidad desde el momento en que logra estar parado el niño puede comenzar a practicar la disciplina) así como los adultos y ancianos de cualquier edad. Esto es posible porque el Tai Chi no requiere de una resistencia física especial y no cansa, tan sólo hacen falta para su práctica la paciencia y el tesón.

En ocasiones a las personas demasiado nerviosas o ansiosas les cuesta iniciarse en la práctica del Tai Chi, porque la disciplina requiere, como dijimos, de concentración y constancia. Pero una vez superada la barrera inicial incluso aquellas personas demasiado ansiosas descubrirán que la práctica del Tai Chi ayuda a liberar tensiones y ansiedades. Estas personas agradecerán especialmente la relajación que obtienen en su mente y la flexibilidad que adquiere su musculatura acostumbrada a estar en constante tensión.

¿Qué necesitamos para practicar Tai Chi?

Parte del éxito de la disciplina del Tai Chi, como dijimos, se basa en el hecho de que este puede comenzar a practicarse a cualquier edad, y en que cualquiera pueda practicarlo. Pero no es sólo esta razón la que explica el éxito de la disciplina. Otra poderosa razón es que, para practicar el Tai Chi, no se precisa de ningún accesorio, nos bastamos nosotros solos y un espacio no demasiado grande.

La ropa que utilizaremos deberá ser cómoda, y los ejercicios podrán ser desarrollados en cualquier lugar. Lo ideal, claro, sería realizarlos en medio de la naturaleza, pero esto no es excluyente.

Podremos, además, practicar el Tai Chi en grupo o en soledad. La práctica en grupo favorece el sentimiento de unidad entre los practicantes; la práctica individual puede usarse como meditación en movimiento y nos ayudará a encontrar en nosotros aquello que tenemos en común con nuestro entorno; podrá entonces decirse que la práctica del Tai Chi, al ayudarnos a entender que entre la naturaleza y la especie humana no hay una línea divisoria sino que una y otra son inseparables, nos vuelve entorno.

La forma, el conjunto de movimientos encadenados que se realizan de manera lenta, uniforme y sin interrupción y que es la base del Tai Chi, puede ejecutarse con las manos vacías o también con armas. Existe también un conjunto de ejercicios que se realizan por parejas, denominados Tui Shous.

Si no tenemos mucho espacio para desarrollar toda la forma podemos escoger un movimiento y ejercitarlo sin movernos del sitio, en posición estática. A medida que aumentamos la práctica, podemos exigirnos más en las posiciones de los movimientos y así escoger si queremos más meditación, con más lentitud en el desarrollo, o más ejercicio físico, extremando las posiciones, dentro, por supuesto, de los principios fundamentales del Tai Chi.

¿Cómo cumple el Tai Chi
con su función terapéutica?

El Tai Chi, como dijimos, ejerce su función terapéutica a través de los movimientos que propone. La respiración abdominal, por ejemplo, tiene un gran valor en el campo terapéutico. En la práctica de la disciplina el abdomen está flexible y el pecho relajado, convirtiendo la respiración en profunda, lenta, uniforme y suave, aportando así un mayor equilibrio en el funcionamiento del sistema respiratorio y siendo uno de los pilares para alejar los estados de estrés por el esfuerzo cotidiano.

El Tai Chi favorece la digestión. Sus movimientos activan el funcionamiento intestinal y la respiración abdominal relaja el estómago, por lo que la práctica de la disciplina se convierte en particularmente recomendable para las personas de edad.

El Tai Chi ayuda a mejorar la psicomotricidad. Durante la práctica debe de existir una estrecha relación entre la flexibilidad y la estabilidad, la respiración, la continuidad y la fluidez del movimiento. La perfecta armonía entre todos estos factores hace resaltar los beneficios del Tai Chi sobre la tonicidad muscular y la motricidad.

Todos los movimientos son realizados de forma unificada, sin rupturas. Los movimientos parten de la cintura en donde está situado el centro de gravedad del cuerpo. La cintura, en el Tai Chi, podríamos decir, es el amo y el cuerpo el criado. La forma circular de los

movimientos, la experiencia de la energía y su dirección, interior y exterior, constituyen la base del principio de globalidad y unidad que rige la concepción de
la disciplina.

El ejercicio del Tai Chi ayuda progresivamente a sentir
la unión entre relajación y estabilidad en el movimiento. En la práctica se aprende a guardar la energía que
no es débil ni rígida. Así el abatimiento, la crispación
y la discontinuidad del gesto ceden poco a poco a una
armonía de gestos y posturas. Este aspecto está relacionado con una regulación de la respiración que se
hace más profunda, lenta y regular.

El Tai Chi contribuye también a un mejor empleo y a
un control más consciente de la energía. Descubrir con
atención la relación entre la dirección del movimiento,
la flexibilidad y la respiración abdominal es el medio
para alcanzar este equilibrio tónico.

En el tratamiento de las personas disminuidas en el
plano motor, el aporte del Tai Chi puede ser muy beneficioso. Dos aspectos importantes aparecen relacionados con este tema: por un lado la globalidad del movimiento y las posturas ayudan a la persona a sentir una
parte del cuerpo en relación con su cuerpo entero; por
otra parte la práctica despierta una sensibilidad que
contribuye a integrar la parte corporal disminuida. En
el caso de lesiones perdurables y difíciles de sanar, los
ejercicios del Tai Chi pueden desarrollar una percepción más unificada del cuerpo y a la vez contribuir a
una mejoría.

La inhibición del cuerpo puede expresar la pena, la angustia, la desconfianza consigo mismo, entre otras cosas. La práctica del Tai Chi puede contribuir a remediar y favorecer una armonización y una liberación progresiva del movimiento, de la respiración y de la atención. La práctica lleva a sentir la fluidez de los gestos, lleva al practicante a sentir aquello que lo une con la tierra, ayuda a descubrir la suavidad en la actividad ~y esto influye sobre la mente y nos permite percibir cómo nos volvemos, poco a poco, menos rígidos y más flexibles~ como dijimos, no sólo a nivel físico sino también a nivel mental y espiritual. La conciencia de uno mismo en la acción y una mayor y mejor percepción del espacio ayudan a desarrollar a la vez una diferenciación y una unificación entre uno mismo y el exterior, entre el adentro y el afuera, entre lo interior y lo exterior.

La atención en la respiración permite que poco a poco las imágenes y los pensamientos se expresen sin que uno sea invadido por esa actividad interior. La práctica ayuda a percibir el movimiento de la energía interior, a sentir y a contener la ola de la actividad mental y emocional sin huir y sin luchar. La fluidez en el movimiento se refleja en la fluidez de los pensamientos y sensaciones, que comienzan a pasar por nuestro cuerpo como un río que siempre es el mismo pero siempre es diferente.

La práctica del Tai Chi desarrolla la capacidad de percibir las imágenes y los sentimientos inconscientes, que se corresponde también al principio de atención y de no luchar que es la base del Tai Chi. La práctica de la disciplina conlleva así un beneficio terapéutico cuando uno lo practica con constancia.

Tradicionalmente se ha dicho que el Tai Chi favorece la longevidad. La práctica del movimiento y la circulación de la energía y la acumulación del aliento en el abdomen producen un efecto regenerador. El aliento interior es la fuerza vital.

Por esto, cuando se dice que el Tai Chi es beneficioso para la longevidad, significa no solamente que la práctica contribuye a un mejoramiento y a una regeneración celular de todas las partes de nuestro cuerpo, sino también que el aliento interno unificado proporciona una salud vigorosa.

La práctica del Tai Chi también desarrolla progresivamente un equilibrio interior entre el cuerpo y la mente. Las energías dispersadas en el cuerpo provocan las enfermedades cuando las mismas circulan de una forma desordenada y caótica. El Tai Chi ayuda a sentir, a unificar y a guiar estas energías; la medicina tradicional china atribuye las enfermedades a un desequilibrio entre el ying y el yang, para remediarlo es necesario disminuir el exceso de uno y evitar la insuficiencia del otro. La armonía de la práctica aparece aquí en su dimensión psicosomática.

Favoreciendo el equilibrio y la unificación interna, el Tai Chi permite transformar la alternancia de tensión y depresión que nos propone la vida en las sociedades occidentales modernas. Reencontrar la fuente de unidad no lleva al practicante a refugiarse en la práctica del Tai Chi: muy por el contrario, todo el equilibrio que logramos con el Tai Chi se trasladará a nuestra vida cotidiana y a nuestras relaciones; esto nos permitirá actuar con seguridad y confianza en todos los ámbitos de nuestra vida.

Este arte del movimiento cumple una función terapéutica muy eficaz para prevenir las enfermedades, conservando y vigorizando la salud, y puede ayudar a numerosas personas a descubrir que existe una unidad entre cuerpo y espíritu que nunca sospecharon. Así como la medicina occidental divide a las enfermedades del cuerpo de las de la mente (unas son tratadas por médicos y otras por psicólogos), el Tai Chi entiende que cuerpo y mente conforman un todo indivisible. La práctica del Tai Chi mejora, entonces, cuerpo y mente a través de la fluidez del movimiento. Todo esto puede ser esencial para cuidar nuestro cuerpo y erradicar el estrés de nuestra vida.

¿Cómo aprender el arte del Tai Chi?

El que se inicia en la práctica del Tai Chi, por el propio desconocimiento de la disciplina, pocas veces puede saber, en un primer momento, si el maestro elegido es lo suficientemente bueno o capaz. En todo caso, será bueno averiguar bastante antes de elegir un maestro. Mucha gente se equivoca y elige al maestro sólo por la cercanía con el hogar propio o porque los horarios que maneja le resultan cómodos, pero no parece esta la opción adecuada: a veces será más beneficioso resignar un poco de comodidad para acceder a las clases de aquel maestro con el que nos hayamos sentido más cómodos o confiados.

En cuanto al aprendizaje sin instructor sólo es posible tras conocer los principios básicos de las posiciones y el movimiento. Sin este conocimiento es fácil cometer errores.

El Tai Chi y la salud

Desde el punto de vista terapéutico, el Tai Chi es un arte excelente que ayuda a conservar la salud y a detener las enfermedades. Como se puede leer en el libro de medicina clásica china de Huang Ti: "Aquellos que están constantemente enfermos, fatigados o afiebrados, deben ser tratados con ejercicios físicos livianos". Esto es lo que hace el Tai Chi, nos propone movimientos suaves pero sumamente poderosos.

La energía que fluye por nuestro cuerpo y nos mantiene vivos parte de lo que los orientales denominan Tan Tien (un punto que se sitúa a tres dedos del ombligo), lugar donde se encuentra el centro vital que permite realizar cualquier movimiento sin el empleo de la fuerza y sin provocar tensión de ningún tipo, lo que contribuye a que con el tiempo los gestos cotidianos se realicen de forma natural, sin posibilidad de dolor por una mala postura o el giro brusco de alguna articulación.

Uno de los postulados que manejan los maestros del Tai Chi es que cuanto más tiempo se pueda retener el aliento, mayor será el volumen de aire inspirado. Este incremento representa un aumento del poder del Chi (energía).

El método para concentrar el Chi es una característica que identifica al Tai Chi y es lo que la diferencia de otros tipos de ejercicios. Al eliminar el estrés, permite controlar todas las patologías que el mismo provoca.

Esto demuestra la importancia del Tai Chi que, a diferencia de otras gimnasias o deportes clásicos, cumple con las siguientes funciones terapéuticas:

• Reunifica toda la energía que habitualmente está dispersa y se malgasta. El primer efecto que sentirá el practicante del Tai Chi será una sensación de bienestar en todo el cuerpo, los músculos trabajarán sin rigidez produciendo una verdadera descontracción muscular que hará desaparecer poco a poco las tensiones nerviosas, favoreciendo el buen funcionamiento de las glándulas internas.

• Aumenta y procura una respiración profunda y abdominal, que produce un efecto benéfico sobre los órganos internos. La rotación continua de las caderas y la cintura aporta gran elasticidad a los músculos abdominales que, al contraerse, efectúan un verdadero masaje sobre el hígado, bazo e intestinos; este masaje provoca un mejoramiento de los procesos nutritivos y digestivos, previniendo la aparición de úlceras.

• Tonifica el corazón y regulariza su ritmo, mejorando la circulación de la sangre, previniendo la presión arterial alta así como las enfermedades cardíacas, la tuberculosis pulmonar, el reumatismo articular, la anemia, la obesidad y otras dolencias, en especial las crónicas.

• Previene los dolores lumbares. El Tai Chi está indicado para prevenir y hacer desaparecer tanto dolores lumbares como cualquier otra patología de columna vertebral, elemento primordial del cuerpo que se refuerza y flexibiliza con la práctica constante del Tai Chi.

• Otorga un carácter estable y apacible, dando una serena energía para enfrentar los problemas cotidianos. Este aspecto es fundamentalmente notable, en especial para el público occidental, que no comprende cómo una actividad física puede redundar en beneficios psicológicos. Esto es posible, como dijimos, porque el Tai Chi no entiende al cuerpo y a la mente como entidades separadas sino como parte de un mismo individuo en el que todas las partes están interrelacionadas.

• Moviliza las articulaciones y grupos musculares sin dañarlos. Los movimientos que propone el Tai Chi movilizan articulaciones y músculos sin forzarlos. Esto es lo que permite que todos puedan practicar el Tai Chi.

• Concentra al máximo la atención con el consiguiente beneficio del sistema central.

La capacidad de concentración que nos brinda el Tai Chi se relaciona con la meditación que el Tai Chi nos propone. Es un tipo de meditación que suele ser incomprendida en occidente. En occidente se vincula a la idea de meditación con la de reflexión o pensamiento. Allí la idea de meditación significa todo lo contrario. Meditar, para un oriental, significa liberarse de los pensamientos, poner la mente en blanco. Y esto, que suena tan fácil pero que resulta tan difícil de lograr en la vida cotidiana, se logra justamente a través del movimiento. La concentración en la secuencia de movimientos que nos propone la disciplina logra que la mente se despeje de todo tipo de preocupaciones o pensamientos. Mientras dura la sesión de Tai Chi, la secuencia lo es todo, porque el practicante se convierte en la encarnación de la secuencia, esto hace que el practicante se acerque a la perfección, porque la secuencia es perfecta.

Una gimnasia terapéutica

Todo lo dicho hasta aquí, suponemos, podría convencer hasta al más escéptico sobre las bondades de la disciplina. Pero esto no es todo. Hay más.

El estado actual de la investigación médica indica que el Tai Chi es un excelente ejercicio para tratar a las personas mayores de edad. La práctica del Tai Chi mejora el equilibrio, reduce la posibilidad de sufrir caídas e incrementa la fuerza en las piernas. Rebaja las hormonas del estrés, mejora las funciones respiratoria, cardiovascular e inmunitaria, y promueve el bienestar emocional.

Para la medicina tradicional china, como mencionamos anteriormente, la enfermedad se produce cuando existen bloqueos en la libre circulación de la energía por los meridianos del cuerpo.

Al igual que la acupuntura, el Tai Chi, con sus movimientos suaves y armónicos, contribuye a flexibilizar las articulaciones, disolver los bloqueos crónicos y restaurar el libre flujo energético.

En la actualidad, oriente busca mejorar los resultados obtenidos con sus técnicas tradicionales, combinando su medicina con la clásica medicina occidental. En tanto, en occidente, los centros de salud holísticos incorporaron no sólo el Tai Chi, sino todas las propuestas de la medicina tradicional china, como una forma de ofrecer a las personas todos los métodos existentes para su curación.

En resumen, el Tai Chi constituye una gimnasia sana y terapéutica que conserva la salud y ayuda a la curación de distintas enfermedades y a combatir el estrés. Para obtener estos beneficios, es de destacar lo que enseñan los maestros: en la práctica del Tai Chi debemos tener disciplina, perseverancia y paciencia.